Dieta Vegana

Recetas a base de plantas rápidas y fáciles con alto
contenido de proteínas para una dieta vegana

*(Todo lo que necesitas saber para una dieta vegana sana y
equilibrada)*

Victor-Manuel Serrano

TABLA DE CONTENIDOS

Capítulo 1: Avena "Durmiendo"

La avena es un alimento delicioso que combina con una multitud de platos veganos y no veganos. Está lleno de fibra y es perfecto para el desayuno cuando todavía tienes demasiado sueño para ir a una panadería o simplemente pedir tu café a domicilio.La avena tiene fama de ser muy versátil cuando se añade a los platos más variados, gracias a su sabor muy sutil ya su capacidad para dar consistencia a las bebidas líquidas, haciéndolas fácilmente cremosas.Gracias a esto, puede ser elevada fácilmente al papel de comodín en su rutina. A continuación, Simplemente verá solo una de las muchas opciones en las que puede usar avena para hacer sus platos más sabrosos y su comida más funcional y saludable.Es un plato que tarda unos minutos en prepararse y que puede durar hasta cinco días en el frigorífico: ¿qué tan práctico es esto para quienes tienen un día a día extremadamente ajetreado? Nunca más tendrás que preocuparte por preparar tu desayuno todos los días, solo hazlo no más de dos veces por semana. I

Esta receta se puede hacer directamente en vasos, tazones o vasos, que se refrigerarán. Asegúrese de tener papel de regalo en casa para cubrir cada uno de ellos y mantenerlos en buen estado durante su semana laboral.

Capítulo 2: Panqueques Naturales

Los lunes son básicamente días muy ocupados para mí, solo voy al gimnasio, me levanto súper temprano para preparar el almuerzo, mi esposo contesta los correos y todas esas cosas, así que procuro siempre tener un muy buen desayuno que sepa que me va a brindar la energía que voy a necesitar durante el día.

Y no solo la energía, sino también que me llene lo suficiente, porque no están ustedes para saberlo ni yo para contárselos, pero cuando estoy haciendo ejercicio de peso en el gimnasio me dan hambre.

Así que por lo regular los lunes son lunes de panqueques con avena y proteína.

Vamos a necesitar un plátano, una taza de avena cruda. A este yo también le pongo colágeno. Este es el colágeno debería natural. Y la proteína que utilzo es el huevo por lo que vamos a necesitar un huevo entero. Toda esta mezcla la vamos a realizar con un chorrito de leche de almendras y lo vamos a poner a licuar.

La mezcla debe quedar así de espesa, ni muy espesa, ni tampoco muy líquida.

Son panqueques pequeños. Esos son exactamente igual que los panqueques regulares. Vamos a dejar a que se le empiecen a hacer bombitas y los volteamos y así es como queda. básicamente lo acompaño con fruta, la fruta que tengo en casa. Esta vez solo le puse plátano, pasas, fresa y un chorrito de miel sin azúcar.Muy

4

importante, La verdad es que salen deliciosos. Yo hasta la fecha creo que son mis favoritos. Hace bastante tiempo, casi tres años que no hago panqueques de esos de la cajita regular que venden en el supermercado, Puedo afirmar que estos son más deliciosos.

Capítulo 3: Otras Opciones De Alimentos Veganos Bajos En Carbohidratos

Si solo está buscando una manera fácil de calmar sus antojos de chocolate, el chocolate amargo es una excelente opción.Elige un chocolate negro con al menos un 8 6 86 % de contenido de cacao y sin azúcar añadida, que será bajo en carbohidratos y alto en grasas y antioxidantes.

Básicamente, dependiendo de cuántos carbohidratos realmente quieras consumir fácilmente en un día, hay algunas frutas que funcionan muy bien en una dieta baja en carbohidratos.Las bayas, como las fresas y los arándanos son excelentes opciones.

Todas las especias y hierbas son bajas en carbohidratos, como el jengibre, el chile, el eneldo, la albahaca, el perejil, el orégano, la mostaza, el ajo y muchas más.

Los ovolactovegetarianos pueden disfrutar de la mayonesa, y los veganos y los vegetarianos estrictos pueden disfrutar del kétchup, la salsa de soja, el vinagre y otras salsas bajas en carbohidratos y sin carbohidratos. Consulte las etiquetas.

Capítulo 4: Alimentos Vegetarianos Envasados

Los congeladores de tu supermercado están llenos de alimentos vegetarianos de conveniencia, como hamburguesas, perritos calientes y similares.

Si bien los alimentos vegetarianos y veganos están básicamente bien, estos alimentos pueden estar cargados de carbohidratos,ya que a menudo los granos se usan en lugar de la carne y no están en línea con un estilo de vida bajo en carbohidratos. Revisa la etiqueta para evaluar los carbohidratos netos.

Capítulo 5: Compartir El Espacio

A veces puede ser igual de difícil para una persona vegana compartir espacio con una persona omnívora.Quizá te cueste mucho aceptar que en tu casa haya productos que provienen de animales o que fueron probados en animales. Pero como todo en la vida, el primer paso para solucionar la incomodidad es tener una conversación honesta con tu pareja.

En el caso de la nevera, tiene mucho sentido pedirle a tu pareja que posicione la carne y los lácteos en un sector que realmente no usas.Una buena recomendación es designar un espacio específico en la nevera para colocar los productos no veganos. Por razones sanitarias, la mejor opción es colocarlos en la parte de abajo. Las partes superiores deben destinarse a las frutas, verduras y sustitutos de los lácteos.

La división del espacio del frigorífico te permitirá concentrarte realmente en los alimentos veganos y no tener que observar directamente aquellos que simplemente provienen de animales.Si consideras que esta separación no es suficiente porque sientes angustia al ver productos que provienen de animales cerca de los productos veganos, tú y tu pareja pueden considerar comprar un pequeño refrigerador para almacenar la carne y los lácteos por separado.

Delimitar los espacios no veganos es un consejo que solo vale para otras zonas de la casa, como el dormitorio.En ambas habitaciones se sugiere que se señalen claramente las zonas donde se colocarán los productos veganos y las zonas donde se colocarán aquellos que no lo son. De esta manera, los cosméticos que fueron probados en animales pueden ocupar las gavetas inferiores, y las prendas de vestir de lana o los zapatos de cuero pueden tener un área exclusiva para su almacenamiento.

Otro tema simple a considerar es el costo compartido.Si tú y tu pareja pagan en conjunto por los productos que utilizarán en el hogar, es importante que definan cuánto dinero destina cada uno a la compra de alimentos o productos de limpieza. Tal vez no le importe dividir la factura en mitades iguales, sin importar el detalle de lo que se compró. O quizá no quieres financiar industrias que explotan animales. De una manera u otra, debes aclararlo y organizar el presupuesto con tu pareja de manera acorde.

Compartir el espacio justo con tu pareja trasciende el lugar físico simple en el que viven.También se comparten momentos y es bueno recordar que esos momentos son mucho más que la hora de la cena o las charlas sobre sus posturas filosóficas ante la vida. Toma un poco de tiempo cada día para observar las buenas cualidades de tu pareja. Nota los detalles de su personalidad o de su aspecto físico que más te agradan. Escucha su alegría cuando te habla de algo que le genera mucha pasión.

Capítulo 6 : Comer En Un Sitio Vegano O La Primera Cita

Llegas a casa y colocas la compra corriendo. Le has dicho que hoy estarás simplemente a cargo de decidir fácilmente el bar vegano al que irás a cenar, la próxima vez será su turno fácil.Sabes por la conversación del supermercado que echa de menos la pizza y tú estás de antojo de lasaña. La respuesta es clara: italiano. Introduces italiano en **happycow**, seleccionas vegano y aparecen un puñado de restaurantes. **Googleas** el nombre de cada bar, lees las cartas y te informas sobre sus criticas. Hay uno que parece perfecto, la carta tiene muchos platos interesantes, cosecha muy buenas criticas y las fotos de los platos son muy apetitosas. Decido, iréis a ese.

Te levantas del escritorio y echas un vistazo a tu apariencia en el espejo. ¿Es una cita o simplemente un quedada de dos almas veganas solitarias? Te limitas a cambiarte de camiseta, te echas colonia y vas a la estación de metro donde has quedado con ella. Cuando llegas ella ya te está esperando, lleva la misma ropa pero se ha pintado los labios. Os saludáis y os metéis en la estación de metro. Le cuentas el plan, has visto un restaurante vegano que tiene buena pinta. A ella le parece genial, como percibiste en sus palabras tiene ganas de pizza. El trayecto hasta el bar es media hora de risas hablando sobre experiencias similares con los familiares, amigos y con otros veganos.

Cuando llegas al bar, está lleno y simplemente te das cuenta de que no acabas de llamar para hacer una reserva fácilmente.¿Quién se iba a imaginar que iba a estar tan lleno? Cuando ella te pregunta si has reservado te llevas la mano a la cabeza aguantándote la risa.

Él se une a tu risa con una fuerte carcajada mientras toma fácilmente tu mano y te jala alrededor de las personas en la fila.Cuando llega al **metre** le dice con acento inglés que quiere mesa para dos y antes de que le pregunte si tiene reserva se adelanta a decir que sois críticos gastronómicos de una revista vegana inglesa muy importante. El **metre** se os queda mirando un segundo con curiosidad. No se lo ha creído, pero valora la creatividad de la historia así que os da una mesa. No es el mejor de todos, pero para disfrutar de la comida es más que suficiente.Cuando llegáis a la mesa las cartas están sobre la mesa. Antes de sentarse, mientras se quita el bolso y la chaqueta, Iris comienza a leer en voz alta la carta para los dos. Tú la observas sin escucharla, ¿se puede ser más genial? Cuando se sienta te pregunta qué te vas a pedir. El menú tiene muchos platos y realmente quieres probar todo fácilmente. Simplemente se miran a los ojos y ya saben lo que van a decir fácilmente. Compartiréis los platos. Os pedís pizza, lasaña y un risoto.

La conversación sigue fugaz, divertida, saltáis de un tema a otro, miráis los platos que llevan los camareros opináis sobre su apariencia, la cantidad, apostáis a la mesa a la que se dirigen, os inventáis la historia de cada uno de los comensales del restaurante...

Cuando os traen la comida empezáis a probar de cada plato. Tú comienzas por el risoto, cuando llegas a la mitad del plato lo apartas y le haces un gesto para avisarla que lo que queda es suyo. Mientras tanto ella te pasa la mitad de la pizza y se acerca la lasaña. Estáis hambrientos, ahora la conversación gira en torno a apreciaciones de los platos, que si el queso es de tal marca, que si la soja texturizada está riquísima, que la masa de la pizza es perfecta... Cuando os termináis los platos no hace falta preguntarlo. Hace un gesto al camarero para que traiga la carta de postres. Pedís tiramisú y tarta de chocolate. Sabéis que es gula pero rebañáis hasta el último vestigio de dulce del plato. Cuando pides fácilmente la factura, pagas y ella simplemente te dice que fácilmente se hará cargo de la siguiente. Pero no sera una cena, sino una merienda en un sitio donde hacen doughnuts veganos.

Volvéis en taxi, los dos sois conscientes de que habéis ingerido demasiada comida como para intentar algo con el otro, así que cuando el taxi para en su casa os bajáis los dos y os limitáis a despediros con dos besos. Su casa no queda muy retirada de la tuya y seguro que la caminata favorecerá la digestión así que decides volver a casa andando, durante el camino piensas en la tarde que has pasado, en la chica que has conocido y en cómo vas hacer para evitar vomitar todo lo que has comido.

Cuando llegas a casa Piti te espera apoyado en la puerta de entrada. Después de los toques de advertencia, hay que abrir lentamente para no lastimarlo.Cuando pasas te mira medio dormido perdonándote la vida. Te sientas en el suelo y comienzas a acariciarle la barriga. Te dejas caer contra él como venganza a todas las veces que lo ha hecho él. Cuando estás tirado en el suelo se tumba encima de tus piernas y os quedáis dormidos.

Capítulo 7: Potencial Déficit Nutricional Para Los Veganos

Tenga en cuenta que todos estos son "potenciales" déficits que se pueden evitar y complementar para ayudar a apoyar una buena salud en general y no son necesariamente fieles a todos los veganos. Se trata de hacerlo bien, tener un equilibrio simple y una combinación tan buena en su dieta.

4 Una dieta basada en plantas es típicamente desafiada en el suministro de DHA, ácidos grasos omega-4 o ácidos docosahexaenoicos, todos los cuales son importantes para la función saludable del

ojo y el cerebro. Simplemente se recomienda a los veganos que consuman regularmente fuentes veganas de ácido alfa-linoleico para garantizar un suministro adecuado. Esto incluye nueces, productos de soya, semillas de lino, y comida vegana fortificada con DHA. Los suplementos de DHA son también una opción que puede discutir con su médico teniendo en cuenta su dieta y el riesgo de deficiencia.

2 Se sabe que la deficiencia de vitamina B2 2 es uno de los mayores riesgos del vegetarianismo o veganismo.2 Puede causar anemia, síntomas neurológicos anormales y baja densidad ósea que puede resultar en la rotura ósea, y niveles elevados de homocisteína que pueden causar daño a los nervios y vasos sanguíneos. Aparte de esto, la mayoría de las fuentes vegetales de vitamina B2 2 en

una dieta vegana se refieren como análogos, que es una sustancia que bloquea la absorción del B2 2 verdadero.

Los alimentos fortificados con vitamina B2 2 pueden beneficiar grandemente a los veganos en este caso, incluyendo las bebidas de soya, la levadura nutricional, los champiñones, los guisantes, la quinua, las semillas de sésamo, el trigo sarraceno, las ciruelas pasas y las algas. Tenga en cuenta que es tan bueno repartir esto a lo largo de sus comidas ya que la B2 2 se absorbe mejor en cantidades más pequeñas.2 A medida que envejecemos, la absorción de vitamina B2 2 en el cuerpo disminuye, por lo general, vegano o no, es recomendable tomar suplementos de vitamina B2 2. Específicamente para los veganos, es generalmente recomendable consumir por lo menos 4   a 2 0 microgramos de B2 2 al día, así que cuando confíe en alimentos fortificados la cantidad por porción también se debe comprobar. Los suplementos son también ideales y se pueden consumir 2 0 microgramos diarios. Sin embargo, siempre es mejor consultar con un médico antes de tomar cualquier suplemento.

A menudo, este no es un desafío simple para los consumidores de productos lácteos y pescado, pero en realidad no está completamente ausente de una dieta vegana.Los veganos deben asegurarse especialmente de que tengan suficiente suministro de calcio en su dieta. El calcio se encuentra en verduras de hojas verdes como la col rizada y las espinacas. También incluya otras buenas fuentes de calcio en su dieta como soya, tofu y cereales de desayuno de grano entero y pan, de harinas como Engine 2 y Ezequiel.

En general, la vitamina D es el tipo de vitamina difícil de encontrar en los alimentos. La fuente más abundante es la luz solar. La deficiencia de vitamina D se asocia principalmente con la deficiencia de calcio, ya que se interpone en el camino de la absorción de calcio que resulta en huesos quebradizos. Con una buena cantidad de tiempo al sol, los veganos también pueden evitar la deficiencia de vitamina D a través de comer pan fortificado y bebidas de soya, jugos y leche de arroz, o también se puede considerar la toma de suplementos de vitamina D.

Una cantidad saludable y el desarrollo de las células sanguíneas y su función depende mucho de los suministros de hierro en el cuerpo. Sin embargo, los alimentos a base de plantas normalmente contienen el tipo de hierro que es más difícil de absorber para el cuerpo en comparación con el que se encuentra en la carne y los productos lácteos. Sin embargo, los veganos pueden encontrar alimentos ricos en hierro como verduras de hojas verdes oscuras y frutas secas, para evitar la deficiencia de hierro.

Un sistema inmunológico muy bien regulado realmente necesita un suministro adecuado de zinc.Los alimentos a base de plantas contienen un inhibidor de la absorción de zinc conocido como fitato o ácido fítico, y añadido a eso; los vegetales de hoja tienen menos contenido de zinc debido a un alto contenido de agua. Esto hace que el zinc sea uno de los minerales extra que un vegano necesita en particular en su dieta.

Los veganos necesitan incluir más alimentos en su dieta, ricos en zinc como semillas de calabaza, granos enteros, nueces, legumbres y cereales integrales. Otras buenas fuentes también incluyen arroz integral, avena y tofu.

básicamente, sin embargo, los estudios han demostrado que los veganos no son necesariamente más deficientes en zinc que los carnívoros.Las investigaciones también demuestran que mientras que la carne roja magra contiene cantidades altas de cinc, las legumbres y los cereales de granos enteros están dentro de su rango en contenido del cinc. Los granos enteros sin refinar tienen concentraciones aún más altas de zinc ya que su capa externa también contiene zinc. Básicamente, los veganos no son conocidos por esto, se recomienda a todos que sean cuidadosos con las fuentes dietéticas de zinc.

Platos Principales

Ingredientes

- 1 taza de pasta de tomate

- 2 panes de pita de trigo integral

- 1 pimiento amarillo, sin semillas ni membranas, cortado en tiras finas

- 2 /8 taza de hojas tiernas de espinaca, picadas en trozos finos

- 1 taza de queso mozzarella rallado

- Albahaca fresca, en rodajas finas para decorar

- 1/2 de cucharadita. aceite de oliva

- 1 cebolla pequeña, pelada, picada y picada

- 2 diente de ajo pelado y picado

- 1/2 de cucharadita. Orégano seco

- 1/2 de cucharadita. albahaca seca

- 1/2 de cucharadita. hojuelas de pimiento rojo triturado

- 2 vida de bahía

- 1 taza de tomates pelados enteros enlatados, picados

1. Precaliente el horno a 500 grados Fahrenheit.

2. A fuego medio, caliente el aceite en una sartén.

3. Agregue la cebolla y ajo, revolviendo de vez en cuando para que no se quemen.

4. Cocine durante unos 5 a 10 minutos hasta que ambos estén dorados.

5. Espolvoree orégano, albahaca, hojuelas de pimiento rojo y laurel.

6. Mezcle las especias.

7. Agregue los tomates pelados y la pasta de tomate, aumente a fuego alto.

8. Una vez que hierva, baje el fuego a medio-bajo y deje que la mezcla hierva a fuego lento hasta que la salsa esté espesa.

9. Coloca las pizzas en bandejas para hornear.

10.Divida la salsa entre las pitas, dejando un borde de costra.

11.Espolvoree queso mozzarella encima. Hornee en el horno durante 40 a 45 minutos.

Espaguetis De Calabacín Con Salsa Picante De Aguacate Y Tomate

- 1/2 de cebolla

- 2 diente de ajo

- 4 pimientas de cayena

- 2 ramita de perejil

- 2 calabacín grande

- 2 tomate grande

- 1 aguacate

- Aceite, sal y pimienta

1. Sofreímos la cebolla y el ajo con las pimientas de cayena.

2. Pelamos el tomate y lo trituramos y añadimos a la mezcla.

3. Cuando este todo bien ligado lo sacamos y metemos en la batidora junto al aguacate.

4. Una vez nos quede una textura de salsa, apartamos y pelamos el calabacín en espaguetis

5. Vertemos la salsa en una sartén y metemos nuestros espaguetis de calabacín, mezclamos 40 a 45 minutos y listo, no queremos cocer el calabacín, solo que se mezclen bien los sabores.

6. Servimos en el plato con un poco de perejil y ya puedes disfrutar de tu plato perfecto, una pasta ligera y con un toque picante.

Achicoria A La Plancha Con Rúcula E Higos

ingredientes

- sal

- pimienta

- 6 higos maduros

- 2 rúcula

- 2 cucharadas de vinagre balsámico blanco

- 2 cucharadas de almendras ralladas

- 4 achicorias amarillas

- 4 achicorias rojas

- 12 cucharadas de aceite de oliva

Preparación

Precalienta la parrilla.

Clasifique la achicoria, límpiela, córtela por la mitad a lo largo y colóquela con la superficie cortada hacia arriba en una bandeja para hornear forrada con papel de hornear.

Rocíe con 4 cucharadas de aceite de oliva, sazone con sal y pimienta y coloque debajo de la parrilla caliente durante 10 a 15 minutos.

Mientras tanto, limpia los higos y córtalos a lo largo.

Clasificar el cohete, lavar y secar.

Mezcle el aceite de oliva restante con el vinagre y sazone con sal y pimienta. Extienda la rúcula en 10 platos y cubra con cuartos de higo y 4 mitades de achicoria cada uno.

Rociar con la vinagreta y espolvorear con las almendras en copos.

Papas Al Horno Con Acelgas

ingredientes

- 2 6 0 g de yogur (2 ,6 % de grasa)

- 2 cucharadita de harina

- 2 00 ml de caldo de verduras clásico

- 0,2 g de hebras de azafrán (2 bote)

- cucharada de aceite de colza

- sal yodada con fluoruro

- pimienta

- comino molido

- 950 g de patatas grandes

- 800 g de acelgas (preferiblemente acelgas)

- 40 40 g de pasas

- 4 0 g de almendras sin pelar (2 cucharada)

Preparación

1. Cepille bien las patatas con agua corriente y séquelas.

2. Perforar la piel varias veces con un cuchillo afilado y hornear las patatas en

el horno precalentado a 250° C en la rejilla del medio durante 480 a 90 minutos.

3. Mientras tanto, lavar bien las acelgas, escurrir y limpiar.

4. Cortar las hojas y, si es necesario, los tallos en finas tiras.

5. Remojar las pasas en un bol pequeño con unos 100 ml de agua tibia.

6. Pica las almendras en trozos grandes.

7. En un tazón pequeño, revuelva el yogur con la harina hasta que quede suave. Caliente el caldo y agregue las hebras de azafrán.

8. Calentar el aceite en una sartén antiadherente grande.

9. Sofría las acelgas en ella durante 2-4 minutos.

10. Vierta el caldo de azafrán y cubra y cocine a fuego medio durante 10 a 15 minutos.

11. Empuja la acelga hacia un lado. Revuelva la mezcla de yogur y harina en el caldo, mezcle todo bien y vuelva a hervir.

12. Agrega las pasas y las almendras. Sazone las saladas con sal, pimienta y comino.

13.Corta las patatas a la mitad y sazona con sal.

14. Acomodar con las acelgas y servir.

Brownies Veganos

Ingredientes:

- 2 taza de azúcar morena 2 cucharadita de sal

- 2 cucharadita de extracto de vainilla

- ½ taza de cacao en polvo para hornear

- 1 taza de aceite vegetal

- 1 cucharadita de levadura en polvo

- 2 taza de harina blanca

- 2 taza de harina de trigo integral 2 taza de agua

Opcional: 1 - 2 taza de nueces picadas, 1 - 2 taza de chispas de chocolate

Instrucciones:

1. Rocíe una bandeja para hornear de 10 x 2 4 con spray antiadherente para cocinar.

2. Combine la harina, el agua, el azúcar moreno y la sal.

3. .

4. Agregue el extracto de vainilla, el polvo de coco, el aceite vegetal y el polvo de hornear con una cuchara de madera.

5. Extienda uniformemente en la bandeja para hornear y hornee a 800 durante aproximadamente 60 minutos, hasta que un palillo insertado en los lados salga limpio.

Berenjenas Rellenas Veganas

Ingredientes

- 4 cucharadas grandes de semilla de girasol tostado

- Pimienta negra, al gusto

- - 1 taza de arroz integral cocido

- - 1 taza de panir fresco (tofu/queso de soja)

- - 1/2 taza de perejil fresco picado

- 4 berenjenas grandes

- 4 cucharadas grandes de aceite

- 4 zapallito redondo

- 4 morrón verde picado

• - 3cucharadita de comino

Preparación:

1. Calentar el horno.

2. Cortar a lo largo las berenjenas y sacar la pulpa.

3. Calentar el aceite y saltar la pulpa, el pimiento, el zapallito y las especias por 25 a 30 minutos.

4. Sacar del fuego y dejar enfriar; añadir el arroz, el perejil y las semillas de girasol. Mezclar bien.

5. Poner esta preparación dentro de la cáscara de las berenjenas y colocar en una fuente de hornear tapada.

6. Llevar al horno por 80 a 90 minutos. Luego destapar y cocinar otros 15 a 40 minutos.

Crepes Simples

Ingredientes

- Crema batida, para el relleno.

- Un puñado de fresas, enjuagadas con tallos retirados y cortados por la mitad

- Un puñado de frambuesas, enjuagadas y escurridas.

- Un puñado de arándanos, enjuagados y escurridos

- 4 eggs

- 4 /4 taza + 2 cucharadas. Harina para todo uso

- 2 2 /2 tazas de leche

- 2 cucharada. Azúcar granulada

- 2 cucharada. Aceite vegetal

- pizca de sal

- 2 cucharadita. mantequilla

1. Combine los huevos, la harina, la leche, el azúcar, el aceite y la sal en una licuadora o procesador de alimentos.

2. Mezclar hasta que esté suave. Transfiera la masa a un tazón, cubra y reserve en el refrigerador por al menos 60 minutos.

3. Agregue la mantequilla en una sartén antiadherente a fuego medio-alto.

4. Una vez que la mantequilla se haya derretido, agregue 1 taza de la mezcla en la sartén y gire para cubrir todo el fondo de la sartén.

5. Cocine hasta que el crepe se dore ligeramente, aproximadamente 1 a 5 minutos.

6. Voltee y cocine el segundo lado hasta que esté ligeramente dorado.

7. Transfiera a los platos y rocíe una línea de crema batida por el medio.

8. Espolvorea tu fruta. Dobla los lados suavemente para hacer un cilindro.

Muesli De Manzana Con Nueces

Ingredientes:

- 2 1/2 tazas de agua de coco

- 2 1/2 tazas de yogur de soja natural

- 2 taza de copos de avena

- 4 cucharadas de hojas de menta

- 1 taza de nueces molidas

- 4 manzanas grandes

- 4 cucharadas de semillas de lino

- 4 cucharadas de azúcar moreno

Preparación:

1. Lavar y pelar las manzanas. Cortar en trozos pequeños y colocarlos en un recipiente grande.

2. Añadir yogur de soja, nueces, semillas de lino, avena, menta y agua de coco en el tazón y mezclar bien.

3. Deje la mezcla en la nevera durante la noche.

Cuscús Vegano

Ingredientes:

- 2 1/2 tazas de agua de coco

- 2 1/2 tazas de yogur de soja natural

- 2 taza de copos de avena

- 4 cucharadas de hojas de menta

- 2 taza de cuscús instantáneo

- 4 zanahorias grandes

- 1 cucharadita de romero seco

- 2 taza de frijoles verdes, cocidos y escurridos

- 40 aceitunas verdes sin hueso,

- x

Preparación:

1. Lavar y pelar las zanahorias. Cortar en rodajas finas.

2. Calentar 4 cucharadas de aceite de oliva en una sartén grande a fuego medio.

3. Agregar las zanahorias y cocinar, removiendo constantemente.

4. Deben quedar blandas después de unos 40 a 25 minutos.

5. Añadir el romero, las judías verdes, las aceitunas y el jugo de naranja.

6. Mezclar bien.

7. Continúe cocinando y removiendo de vez en cuando.

8. Mezcle el jugo de limón con 2 taza de agua.

9. Añadir esta mezcla a una cacerola y mezcle con 4 cucharadas de aceite de oliva, ralladura de naranja y sal.

10. Deje que hierva y agregue el cuscús.

11.Retire del fuego y deje reposar durante unos 25 a 30 minutos.

12.Vierta estas dos mezclas en un recipiente grande y mezcle bien con una cuchara.

Batido De Vainilla

Ingredientes:

- 1 taza de tofu suave

- 2 cucharada de crema de almendras

- 1/2 cucharadita de canela

- 2 cucharadita de azúcar

- 2 vaso de leche de almendras

- 2 cucharadita de extracto de vainilla

- 2 cucharada de semillas de calabaza picada

Preparación:

1. Mezclar bien los ingredientes en una batidora durante 90 segundos.

2. Servir frío.

Pan De Nueces Dulce

Ingredientes:

- 2 cucharada de extracto de vainilla

- 2 taza de puré de tofu

- 1 cucharadita de sal marina

- 2 cucharadita de bicarbonato de sodio

- 4 cucharadas de aceite de coco

- 2 cucharada de miel

- 1 taza de nueces molidas

- 4 tazas de harina de almendras

Preparación:

1. Poner la miel, el puré de tofu, las nueces y el extracto de vainilla en el procesador de alimentos y mezclar bien durante 90 segundos.

2. Vierta la mezcla en un bol y añada la harina, el bicarbonato y la sal.

3. Mezcle bien con un tenedor o incluso mejor con una batidora eléctrica para conseguir una masa lisa.

4. Ponga el aceite de coco en una bandeja para hornear.

5. Precaliente el horno a 450 grados.

6. El pan tarda unos 40 minutos en empezar a crecer.

7. Cuando lo haga, sáquelo del horno y déjelo reposar durante al menos 4 horas antes de comer.

8. El dulce sabor de este pan es perfecto para el desayuno.

Mini Panqueques Con Yogur De Bayas

ingredientes

- 2 cucharada de aceite de oliva

- 2 fresa fresca

- 4 arándanos frescos

- 4 frambuesas frescas

- 2 taza de harina blanca

- 2 sustituto de huevo entero vegano (cualquier marca)

- 1/2 tazas de leche materna

Preparación

1. Vierte la harina en una taza. Agrega la leche y el huevo y bate hasta que la masa esté suave.

2. Luego cocina el aceite a fuego medio, revolviendo ocasionalmente para que la mezcla no se pegue.

3. Agrega una o dos cucharadas de la mezcla y cocina por aproximadamente un minuto, voltéalo y cocina durante otro minuto.

4. Finalmente, como acompañante mezcla la fruta con el yogurt.

Tacos De Lentejas Vegetarianos

Ingredientes:

- 2 lata de salsa de tomate

- 2 paquete de mezcla de condimentos para taco (vegano)

- Tortillas de maíz

- Lechuga romana rallada

- Rodajas de pepino

- 2 taza de lentejas marrones secas

- Tomates frescos picados

- Crema agria de soja

- Salsa

- Guacamole

Instrucciones:

1. Remoja las lentejas en un gran tazón hasta que estén suaves, alrededor de una hora.

2. Pasar a una cacerola y mezclar con salsa de tomate y condimento para tacos.

3. Añade alrededor de 1/2 una taza de agua.

4. Cocina a fuego lento hasta que se calienten por completo.

5. Coloca con una cuchara en las conchas de los tacos o las tortillas y cubre con cosas como crema agria, salsa, lechuga, pepino y tomate.

Arroz Al Azafrán Con Judías Negras Al Estilo Español

Ingredientes:

- 2 cucharada de ajo

- 2 cucharadita de cúrcuma

- 2 cucharaditas de pimentón

- 2 taza de arroz blanco de grano largo

- 2 (2 4 oz.) lata de frijoles negros

- 1 taza de judías verdes

- 2 pimiento rojo pequeño

- 2 cucharadita de sal

- 2 tazas de caldo de verduras

- 1/2 de cucharadita de hebras de azafrán

- 2 1 cucharadas de aceite de oliva ligero

- 2 cebolla roja pequeña

Direcciones:

1. En una olla pequeña, hervir el caldo de verduras.

2. Añadir el azafrán, si se utiliza, y retirar del fuego.

3. Precalentar el aceite de oliva ligero en una gran sartén antiadherente a fuego medio.

4. Añade la cebolla, el ajo, la cúrcuma, el pimentón y el arroz y remueve para cubrirlos.

5. Vierta el caldo y mezcle las judías negras, las judías verdes y el pimiento rojo. Hervir, poner el fuego a medio-bajo, tapar y cocer a fuego lento durante 40 minutos

6. Espolvorear con sal y servir.

Lasaña Vegana De Calabaza Espagueti

INGREDIENTES:

- 4 cucharadas de pasta de tomate

- 800g de tomates en cubos, escurridos

- 2 cucharadita de albahaca seca

- 4 cucharaditas de orégano seco

- 1 cucharadita de sal y pimienta

- 2 calabaza espagueti

- 4 cucharadas de aceite de oliva virgen extra

- 2 cebolla finamente picada

- 4 dientes de ajo, picados

- 400g de champiñones, cortados en dados

- 2 manojo de col rizada, sin el tallo y finamente picada (unas 4 tazas)

PREPARACIÓN

Precalienta el horno a 250 C. Cubre una bandeja para hornear con papel de hornear.

Retira los tallos de la calabaza antes de cortarla por el centro.

Raspa las semillas y los hilos de carne de calabaza sueltos con una cuchara.

Coloca la calabaza boca abajo en la bandeja de horno después de engrasar ligeramente los bordes exteriores.

La calabaza debe ser maleable al apretarla con un guante de cocina después de 80 a 90 minutos en el horno.

La cantidad de tiempo requerida variará según el tamaño de la calabaza.

Mientras tanto,

prepara el relleno.

Calienta dos cucharadas de aceite de oliva en una sartén grande a fuego medio.

La cebolla debe estar translúcida después de 240 a 45 minutos de cocción.

Añade los champiñones y el ajo y cocina durante 10 minutos o hasta que los champiñones empiecen a soltar su líquido.

Añade a la sartén los tomates picados, la pasta de tomate, la albahaca, el orégano, la sal y la pimienta.

Mezcla todo junto.

Lleva a ebullición y reduce a fuego lento.

Añade la col rizada, tapar y cocer al vapor durante unos minutos, o hasta que la col rizada esté completamente cocinada.

Da la vuelta a la calabaza una vez que esté cocida.

Raspa aproximadamente la mitad de los hilos de calabaza en un plato con un tenedor.

Rellena la calabaza con una media taza colmada del relleno que preparamos previamente.

Encima pon la otra mitad de los hilos de calabaza y cubre con la mitad sobrante del relleno.

Disfruta.

Batidos De Desayuno

Ingredientes

- 1/2 de taza de leche de soja
- 2 cucharadas. Cariño
- 2 taza de hielo • 2 1 taza de yogur natural sin grasa
- 4 a 4 plátanos
- 4 tazas de fresas, sin tallos y picadas

1. Mezcle los ingredientes en la licuadora uno   a   la   vez   y   sirva.

Batido De Plátano Y Yogur

Ingredientes

- 2 plátano maduro, en rodajas finas
- 2 taza de yogur natural o de vainilla bajo en grasa
- ½ taza de leche descremada

1. Reserve dos o tres rodajas de plátano y coloque el resto del plátano en la licuadora.

2. Agrega el yogur y la leche.

3. Licue hasta que quede suave y decore con trozos adicionales de plátano y una pizca de canela.

Tallarines Japoneses

INGREDIENTES

- 2 00 gramos de tofu a dados

- Rama de Brocoli

- Jenjibre rallado al gusto

- Salsa de soja

- Semillas de sesame

- 2 paquete de pasta oriental

- 4 tomates rallados

- 4 zanahorias cortadas en dados pequeños

- 4 calabacines en rodajas finas

- 2 puerro troceado

- 2 puñado de algas espirulina

INSTRUCCIONES

1. En una sartén o wok calentamos aceite y ponemos a cocer los calabacines, la zanahoria, los tomates, el puerro y el jenjibre.

2. Tapar y cocer a fuego lento durante aproximadamente 15 a 20 minutos.

3. Seguidamente añadimos las algas espirulina que habremos tenido previamente en remojo unos minutos y la salsa de soja y dejamos cocer unos minutos más, hasta que las verduras estén tiernas.

4. En una olla con agua hirviendo hervimos la pasta hasta completar su cocción.

5. Un par de minutos antes de apagar el fuego añadimos a la sartén el tofu.

6. Finalmente mezclamos en la sartén o wok los tallarines con las verduras.

7. Servimos en el plato y espolvoreamos con semillas de sésamo.

Quinua Al Curry Indio

Ingredientes

- 4 cucharadas de aceite de coco (u otro aceite vegetal)

- 2 cebolla grande

- 2 diente de ajo

- 2 zanahoria picada en cubitos

- 2 lata (400g) de garbanzos, agotado

- 4 puñados grandes de espinaca o col rizada picada

- 2 taza de quinua, enjuagada y escurrida
  2 lata (400 ml) de leche de coco

- 2 lata (400 ml) de tomates cortados en cubitos

- 4 cucharadas de curry en polvo

- 4 cucharada de salsa de tomate o pasta de tomate

Instrucciones

1. En una cacerola mediana, mezcle la quinua, la leche de coco, los tomates cortados en cubitos el curry en polvo y la salsa de tomate / pasta de tomate y deje hervir.

88

2. Baje el fuego al mínimo, tape la cacerola y cocine a fuego lento hasta que la quinua esté lista, aproximadamente 25 a 30 minutos.

3. Mientras se cocina la quinua: en una sartén, calienta el aceite a fuego medio y sofríe el ajo y la cebolla hasta que estén transparentes.

4. Agrega la zanahoria y sofríe por un par de minutos.

5. Agregue los garbanzos y cocine por un par de minutos más.

6. 6 . Agregue las espinacas / col rizada y cocine hasta que se ablanden, aproximadamente un minuto.

7. Mezcle las verduras con la quinua, sazone con sal, pimienta y ají rojo triturado y decore con cilantro antes de servir.

Wrap De Claras De Huevo Con Judías Verdes

Ingredientes:

- 2 cda de aceite de oliva extra virgen.

- Sal y pimienta al gusto.

- 100 g de perejil fresco.

- 400 g de judías verdes.

- 2 aguacate grande.

- 2 00 g de elote.

- 4 claras de huevos.

- 2 cda de ajo en polvo.

preparación:

1. batimos las claras de huevos con la sal, el ajo en polvo, la pimienta y el perejil, en una sartén con aceite de oliva extra virgen, allí ponemos el compuesto anteriormente preparado y esperamos unos minutos a que se cocine, esta será la base para el wrap.

2. Picamos en pequeños trozos el aguacate y reservamos aparte.

3. Por otro lado colocamos los granos de elote en agua hasta que hierva y se ablanden, lo mismo hacemos con las judías, posteriormente retiramos la mitad de los granos y armamos nuestro wrap colocando en el centro los aguacates, las judías y los granos de maíz.

Fideos De Mozzarella

Ingredientes:

- 2 cucharadita de condimento italiano

- 2 cucharadita de ajo en polvo

- 1/2 cucharadita de pimienta

- 1/2 cucharadita de sal

- 2 taza de queso mozzarella rallado

- 1 taza de agua caliente

- 8 bolsitas de gelatina simple

Instrucciones:

Añade el agua en una pequeña cacerola y colócala a fuego medio.

Cuando el agua empiece a hervir a fuego lento, añade la gelatina y mézclala hasta que se disuelva por completo.

Añade la mozzarella.

Mezcla hasta que el queso se derrita.

Añade el condimento italiano, el ajo en polvo, la pimienta y la sal.

Vierte la mezcla en una sartén forrada con papel de pergamino.

Espárcela fina sobre el papel.

Deja que la mezcla se asiente durante 4 0 minutos.

Utiliza una rueda de pizza para cortar la masa en fideos finos.

Cocina en un plato.

Servir.

Batido Arcoíris

Ingredientes:

- 2 cucharadas de leche de anacardo o leche de almendras

- cucharada de mantequilla de almendras

- ½ de taza de arándanos congelados

Para la capa rosa:

- taza de cerezas congeladas, deshuesadas
- 1/2 cucharadita de vainilla extracto
- taza de fresas congeladas
- cucharadas de leche de anacardo

Para la capa verde:

- 1 taza de mango congelado
- 4 cucharadas de coco rallado, sin endulzar
- 1 cucharadas de leche de coco con grasa completa
- 1/2 de aguacate pelado, deshuesado, picado
- taza de espinacas frescas para bebés
- plátano, en rodajas, congelado
- Para la capa amarilla:

Para la capa roja:

- cucharadas de leche de anacardo o leche de almendras
- cucharada de corazones de cáñamo
- taza de frambuesas congeladas

Instrucciones:

1. Para la capa azul: Agregue todos los ingredientes para la capa azul en una licuadora.

2. Licúe durante 90 segundos o hasta que quede suave y grueso.

3. Para la capa rosa: Agregue todos los ingredientes para la capa rosa en una licuadora.

4. Licúe durante 90 segundos hasta que quede suave y grueso.

5. Vierta en un frasco de 2 o Mason. Fije la tapa y refrigere hasta su uso.

6. Limpie la licuadora.

7. Para la capa verde: Agregue todos los ingredientes para el verde en una licuadora.

8. Licúe durante 90 segundos hasta que quede suave y grueso.

9. Vierta en un frasco de Mason 8 rd. Fije la tapa y refrigere hasta su uso. Limpie la licuadora.

10.Para la capa amarilla: Agregue todos los ingredientes para la capa amarilla en una licuadora.

11. Licúe durante 90 segundos hasta que quede suave y grueso.

12. Vierta en un tarro de Mason 4. Fije la tapa y refrigere hasta su uso. Limpie la licuadora.

13. Para la capa roja: Agregue todos los ingredientes para la capa roja en la licuadora.

14. Licúe durante 90 segundos o hasta que quede suave y grueso.

15. Vierta en un pequeño tarro de 10 masones. Fije la tapa y refrigere hasta su uso.

16. Para ensamblar: Tome un tarro de albañil grande.

17. Vierta los batidos suavemente más que terminará en un gran desastre, uno sobre el otro.

18. Congele el vaso durante 25 a 30 minutos.

19. Cubra con los ingredientes sugeridos o cualquier otro ingrediente de su elección si lo desea y sirva.